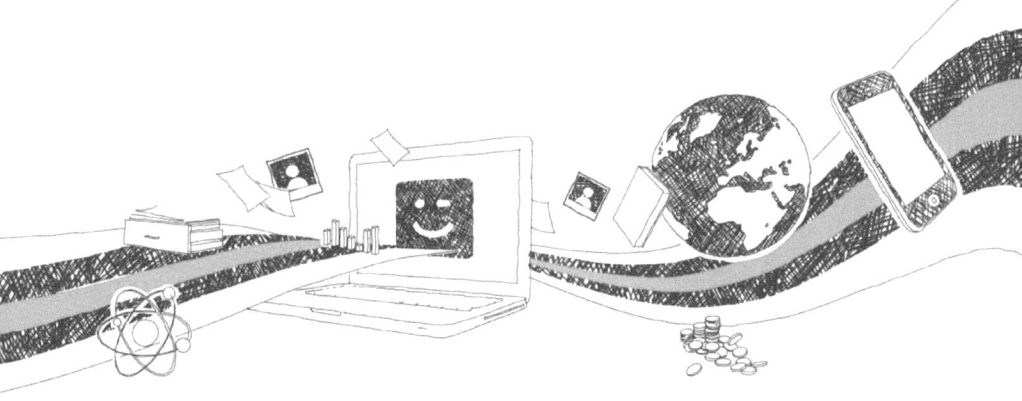
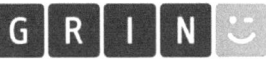

Simon Rohlfs

# Kinder alkoholtrinkender Eltern

GRIN Verlag

**Bibliografische Information der Deutschen Nationalbibliothek:**

Die Deutsche Bibliothek verzeichnet diese Publikation in der Deutschen National-bibliografie; detaillierte bibliografische Daten sind im Internet über http://dnb.d-nb.de/ abrufbar.

**Impressum:**

Copyright © 2006 GRIN Verlag GmbH
Druck und Bindung: Books on Demand GmbH, Norderstedt Germany
ISBN: 978-3-640-34453-6

**Dieses Buch bei GRIN:**

http://www.grin.com/de/e-book/127929/kinder-alkoholtrinkender-eltern

## GRIN - Your knowledge has value

Der GRIN Verlag publiziert seit 1998 wissenschaftliche Arbeiten von Studenten, Hochschullehrern und anderen Akademikern als eBook und gedrucktes Buch. Die Verlagswebsite www.grin.com ist die ideale Plattform zur Veröffentlichung von Hausarbeiten, Abschlussarbeiten, wissenschaftlichen Aufsätzen, Dissertationen und Fachbüchern.

## Besuchen Sie uns im Internet:

http://www.grin.com/

http://www.facebook.com/grincom

http://www.twitter.com/grin_com

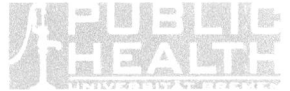

# Kinder
## *alkohol*trinkender
# Eltern

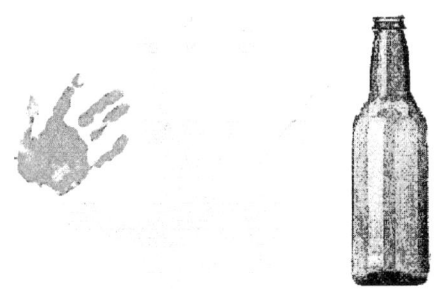

Hausarbeit
im Seminar zu "Familie in Nöten und ihre Versorgung durch
professionelle Helfer"

**Verfasser: Rohlfs, Simon**
Tag der Abgabe: 14.10.2006

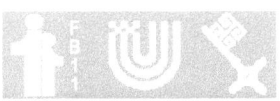

# Inhaltsverzeichnis

## Kinder *alkohol*trinkender Eltern

## Einleitung

Alkoholmissbrauch ist in unserer heutigen Gesellschaft weit verbreitet. Viele Menschen retten sich in den Abusus, „spülen" Probleme weg.

Dramatischer aber wird es, wenn man bedenkt, dass viele Trinker auch **Eltern** sind.

Diese Konstellation wirft spontan wichtige Fragen auf: Welche Gefahren birgt der **elterliche Alkoholkonsum** für die Kinder und was sind die entscheidenden Faktoren für eine mögliche Benachteiligung, sowohl in gesellschaftlicher als auch gesundheitlicher Hinsicht?

Dieser Thematik bzw. der Beantwortung jener Leitfragen möchte ich mich in der nachfolgenden Arbeit widmen.

Beginnen möchte ich diese Hausarbeit mit einem Einblick in das Thema Alkohol selbst. Ich möchte hierbei kulturelle und symbolische Bedeutungen beleuchten und die Allgegenwärtigkeit mit Prävalenzen zum Konsum von Alkohol spürbar machen.

Desweiteren müssen die schädlichen Alkoholeffekte herausgearbeitet werden: Inwiefern ist Alkohol überhaupt ungesund? Welche Krankheiten werden bei übermäßigem Missbrauch begünstigt, was bewirkt er noch dazu?

Die Auswirkungen elterlichen Alkoholmissbrauchs auf die Kinder bilden in gewisser Weise das Kernstück dieser Arbeit, denn letztendlich sollen Gefährdungen und Folgeschädigungen, mit dem Hauptaugenmerk auf den psychischen Schädigungen, des Kindes erschlossen und schliesslich die These bestätigt werden: Kinder alkoholtrinkender Eltern sind eine soziale Risikogruppe.

# Erster Teil

## Droge Alkohol

## 1. Alkohol(konsum) in Deutschland – allgegenwärtig und „normal"?

### 1.1 Die kulturellen und symbolischen Bedeutungen des Alkohols

Als Nahrungsmittel, Droge und zudem hoch entwickeltes Konsumgut, kann Alkohol auf gesellschaftlicher und individueller Ebene viele Zwecke erfüllen: Als Getränke bei Mahlzeiten, Durstlöscher, ein „Förderer" von Geselligkeit und Kommunikation und Genussmittel und als ein Zeichen von Gastfreundschaft, sowie als Rauschmittel finden Alkoholprodukte Verwendung.

Somit erfüllt Alkohol auf individueller und gesellschaftlicher Ebene viele Zwecke; zu privaten sowie öffentlichen Anlässen wird in der Regel Alkoholisches serviert, was soweit führt, dass in manchen sozialen Gruppen große angebotene Alkoholmengen als Zeichen von Macht und Wohlstand gelten (vgl. Babor et. al. 2005, S. 29f).

Weltweit rückt jedoch zunehmend die Betrachtung und Berücksichtigung der schädlichen Konsequenzen ins Blickfeld, vor allem im Hinblick auf jugendliche Konsumenten. So lassen sich in vielen (Industrie-)Ländern Verkehrsunfälle als Haupttodesursache für Teenager beobachten, die zumeist auf den Konsum von Alkohol zurückzuführen sind. Insofern herrscht ein Meinungskonsens darüber, Alkohol nicht ohne weiteres für Kinder und Jugendliche zugänglich zu machen.

### 1.2 Prävalenzen

Der Bundes-Gesundheitssurvey von 1998 (kurz: BGS 98) legte umfassende Fakten zum Gesundheitsverhalten der Bundesbürger vor. Im Zusammenhang mit dieser Hausarbeit sind Eckdaten zum (Alkohol-) Konsumverhalten von hohem Wert. Trotz ihres „Alters" – aktuellere Ergebnisse waren nicht aufzufinden - geben sie ein Gefühl für den relativ hohen Verbrauch in Deutschland bzw. die hohe Zahl an Konsumenten. So konsumierten etwa ein Drittel der Männer und ein Sechstel der Frauen alkoholische Getränke auf einem Niveau, welches mit einem erhöhten Risiko für alkoholassoziierte Erkrankungen in Verbindung gebracht wird[1].

Alkoholkonsum während der Jugend kann ein durchaus Zeichen von Rebellentum oder Unabhängigkeit darstellen. Nur 10% der jungen Männer und 17% der jungen Frauen im Alter von 18-24 Jahren zählen sich selber zu den *Nicht*-Trinkern (!).

Abb. 1: Alkoholkonsum oberhalb der TOAM nach Altersgruppen, beide Geschlechter

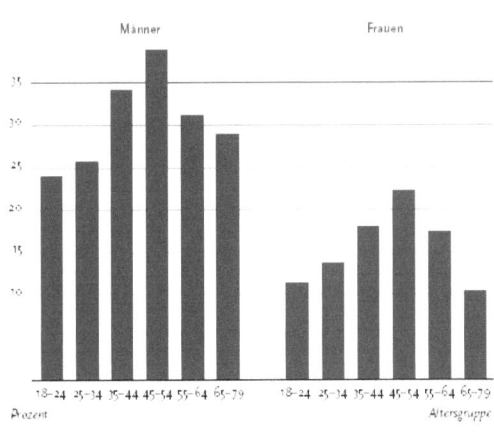

Quelle: Burger/Mensink 2003/BGS 98

24% aller 18-24-jährigen Männer und über 11% aller gleichaltrigen Frauen weisen einen Alkoholkonsum oberhalb der tolerierbaren oberen Alkoholzufuhrmengen (TOAM) auf.

Im mittleren Alter erhöht sich der jeweilige Anteil noch einmal enorm (34% bei den 35-44-jährigen und 39% bei den 45-54-jährigen Männern bzw. 18% bei den 35-44-jährigen und 22% bei den 45-54-jährigen Frauen.).

Neben dem Alter sind wichtige Faktoren zur Bestimmung von Risikogruppen *der sozioökonomische Status* (hier wurde entgegen vieler Behauptungen belegt, dass die TOAM bei hohem sozioökonomischem Status besonders häufig überschritten werden.), *das Rauchverhalten* (, da ein Konsum oberhalb der TOAM zumeist mit Rauchen

---

[1] Die tolerierbaren oberen Alkoholzufuhrmengen (TOAM), sozusagen die Grenzwerte für die Alkoholzufuhr, liegen nach bisherigen wissenschaftlichen Erkenntnissen für den erwachsenen Mann bei 20-24g Alkohol am Tag, für die erwachsene Frau bei 10-12g am Tag (vgl. Burger 2003)

einhergeht) und *das Körpergewicht* mit dem Body-Mass-Index (BMI) als Indikator (trinkende Männer sind oft dicker, weil sie zusätzlich zu den Mahlzeiten Alkohol geniessen, während trinkende Frauen Mahlzeiten mit dem „Lebensmittel Alkohol"[2] ersetzen und somit im Durchschnitt dünner sind) (vgl. Burger/Mensink 2003).

Trotz eines insgesamt zu beobachtenden rückläufigen Trend in vielen der Hoch-Alkoholkonsumländer, zu denen man die BRD zählen muss, gibt es eine drastische Zunahme bei Trinkgelegenheiten und Berauschungszuständen von Jugendlichen (vgl. Babor et. al. 2003, Tabelle auf S.60), die u.a. auf sogenannte Alcopops zurückgeführt wird. Medien und nicht zuletzt die Politik schenken diesem gesellschaftlichen Phänomen zunehmend Beachtung[3].

## 2. Alkohol und seine (schädlichen) Effekte
## 2.1 Toxizität

Alkohol hat die Eigenschaft direkt und indirekt schädlich auf viele Körperorgane und -systeme einzuwirken.

Dank einer weit fortgeschrittenen Forschung gibt es klare Nachweise für eine kausale Beziehung von Alkoholkonsum bei der Entstehung verschiedener Krebsarten. Rachen-, Kehlkopf- und Speiseröhrenkrebs sind hierbei sicherlich die häufigsten Fälle, aber auch für eine Begünstigung von Brustkrebs und sogar Darmkrebs gibt es immer neue Indizien und Erkenntnisse. Der langfristige Konsum großer Alkoholmengen ist hierbei von Bedeutung.

Aber auch bei Personen, die kein chronisches Verhaltensmuster aufweisen, kann es zu negativen Gesundheitsfolgen kommen: Alkoholintoxikationen (sprich Alkohol-vergiftungen), Bauchspeicheldrüsenentzündungen und akute Herzrrhytmusstörungen sind hier sicherlich zu nennen. Dabei sei erlaubt anzumerken, dass auch diese Krankheitsbilder im Verlauf tödlich enden können.

Ein Leberschaden infolge chronischen Konsums kann durch ein Rauscherlebnis in ein Leberversagen umschlagen, ferner besteht das Risiko der dauerhaften Schädigung des Gehirns (vgl. Babor et. al. 2005, S. 34f).

---

[2] Alkohol zählt aufgrund seines kalorischen Wertes zu den Energie liefernden Lebensmitteln. Der Energiegehalt bewegt sich zwischen dem der Kohlenhydrate bzw. Eiweiße und dem der Fette. (vgl. Burger 2003)
[3] Siehe Gesetzentwurf zur „Alcopops"-Steuer, Bundesdrucksache 15/2587, Online-Fassung unter http://dip.bundestag.de/btd/15/025/1502587.pdf

## 2.2 Berauschung

Der Begriff Alkoholberauschung wird als „der mehr oder weniger kurzfristige Zustand einer funktionalen Beeinträchtigung der psychologischen und psychomotorischen Leistung" (Babor et al., 2003) definiert, die Alkohol im Körper verursacht. Die Hauptformen der alkoholbedingten Beeinträchtigung sind wiefolgt zu beschreiben:

Zum einen drohen *psychomotorische Beeinträchtigungen*, bei denen Alkohol den Gleichgewichts- und Bewegungssinn in einem Maße einschränken kann, das die Wahrscheinlichkeit für viele Unfälle erhöht.

Der *verlängerten Reaktionszeit* als dosisabhängige Beeinträchtigung kommt bei Verkehrsunfällen eine signifikante Rolle zu.

*Beeinträchtigungen des Urteilsvermögens* können zu gefährlichem Risikoverhalten führen, auch hier bietet sich das Beispiel Strassenverkehr an: Riskantes und aggressives Lenken von Kraftfahrzeugen unter Alkoholeinfluss erhöht die Unfallgefahr um ein Vielfaches.

Die Forschung geht davon aus, dass physiologische mit psychologischen Alkoholeffekten interagieren können und eine Neigung zur Gewalt (teilweise) auf diesen Ansatz zurückgeführt werden kann. Die *Veränderung von Emotionen* und eine *Verringerung von Sensibilität* sind somit weitere Formen alkoholbedingter Beeinträchtigung (vgl. Babor et. al. 2005, S. 36f).

## 2.3 Alkoholabhängigkeit

Alkoholabhängigkeit ist als Krankheitsbild nach ICD-10[4] definiert und zu finden im Kapitel V, F10.2 → Psychische und Verhaltensstörungen durch Alkohol → **Abhängigkeitssyndrom.**

Das (Alkohol-)Abhängigkeitssyndrom umfasst eine Gruppe von Verhaltens-, kognitiven und körperlichen Phänomenen, die sich nach wiederholtem Alkoholkonsum entwickeln.

---

[4] „International Statistical Classification of Diseases and Related Health Problems" (in der 10. Revision); von der WHO erstellt.

Dazu zählen:

1. ein starker Wunsch nach Einnahme,
2. eine unkontrollierte Einnahme,
3. eine anhaltende Einnahme trotz schädlicher Folgen,
4. dass die Einnahme Vorrang vor anderen Aktivitäten und Verpflichtungen hat,
5. die Entwicklung einer Erhöhung der Toleranz und
6. die Entwicklung eines körperliches Entzugssyndroms

Zur Diagnose von Alkoholabhängigkeit müssen mindestens 3 dieser Kriterien vorzufinden sein.

## Zweiter Teil

### Der Faktor ‚Kind'

### 3. Auswirkungen elterlichen Alkoholmissbrauchs auf die Kinder

Es ist reiner Selbstschutz, wenn trinkende Eltern sagen, ihre Kinder würden nichts davon mitbekommen. So interpretieren sie den „nachvollziehbare[n] Rückzug der Kinder als Nichtwissen" (Mamood 2001, S. 4). Vielmehr merken die Kinder es sehr wohl und sehr früh, wenn sich das elterliche Verhalten ändert und es insgesamt im Vergleich zu anderen Familien „anders zugeht".

Das Trinken selbst ist hierbei nicht der springende Punkt, vielmehr sind es die „Ursachen, Auswirkungen und Begleiterscheinungen des Trinkens" (Quast 2006, S. 104), die dem Kind Leid zufügen.

### 3.1 Die Situation in der Familie

In einer betroffenen Familie nimmt jedes Mitglied an der Sucht teil. Die Konfrontation mit der Sucht erzwingt in irgendeiner Art und Weise Reaktionen, womit die Sucht selbst als ein bestimmender und beeinflussender Faktor angesehen werden kann.

Meist steht die Abhängige Person an oberster Stelle einer imaginalen Familien-Hierarchie, was u.a. damit begründet wird, dass die übrigen Familienmitglieder nach einer Kompensation des unberechenbaren Verhaltens des Abhängigen streben. Partner gelangen dabei oft in eine Co-Abhängigkeit - die im weiteren Verlauf noch näher erläutert wird -, beschaffen Alkohol, Verleugnen, „Vertuschen und Bagatellisieren" (Mamood 2001, S. 3) das Alkoholproblem.

Kommunikation ist infolge der Wirkungen von Alkohol nur eingeschränkt möglich. Dies ist jedoch nicht nur bei „akuter" Alkoholisierung der Fall, sondern erstreckt sich auf alle Familienmitglieder in Situationen *innerhalb sowie ausserhalb* der Familie. So agiert eine Alkoholikerfamilie in der Regel konfliktvermeidend und verschlossen; die Tabuisierung und der infolge einer Stigmatisierung drohende Statusverlust bedingen eine zunehmende Isolation.

Eine gestörte Kommunikationsfähigkeit bzw. die gestörte und mangelnde Kommunikation selbst führen zudem zu Konflikten und gipfelt in vielen Fällen in handgreiflichen Auseinandersetzungen (vgl. Mamood 2001, S. 3f).

## 3.2 Das Erziehungsverhalten der Eltern

Wie am nachfolgenden Beispiel der Gewaltanwendung gut veranschaulicht werden kann, kann das Verhalten der Eltern während einer Rauschepisode unberechenbar und unvorhersagbar sein - das Kind fühlt sich beispielsweise geliebt im nüchternen Zustand, im berauschten Zustand wiederum gehasst; das gleiche gilt für die Erziehung selbst: Auf der einen Seite wird versucht, Autorität zu vermitteln, um zu beweisen, dass man noch „Herr der Lage" ist, wo hingegen im nüchternen Zustand oft kritiklos nachgegeben und vieles erlaubt wird. Der Partner eines alkoholkranken Menschen, der seine ganze Energie für die abhängige Person aufbringt (siehe ‚Co-Verhalten' weiter unten) und zumeist aus der Alkoholsucht resultierende - ebenso schwerwiegende - Faktoren wie finanzielle Schwierigkeiten zu „managen" hat, verhält sich oft nach dem gleichen Schema.

Das Kind gewöhnt sich an Unzuverlässigkeit und Unbeständigkeit seitens der Eltern, weiß, wann es um etwas bitten kann. Andererseits gewöhnt es sich an Beleidigungen, Erniedrigungen und Verletzungen der Würde (vgl. Mamood 2001, S. 4f).

## 3.2.1 Alkohol und häusliche Gewalt – Folgen für die Kinder

Noch gibt es keine eindeutig gesicherten (wissenschaftlichen) Erkenntnisse darüber, inwiefern körperliche Misshandlung und sexueller Missbrauch von Kindern im Zusammenhang mit elterlichem Alkoholmissbrauch stehen.

Kriminalstatistiken deuten jedoch stark darauf hin, dass es eine ursächliche Verbindung zwischen Alkoholmissbrauch und gewalttätigem Verhalten gibt[5].

---

[5] In 339.616 aller aufgeklärten Fälle im Jahr 2005, das sind 9,7% (2004: 9,1%), wurde bei den Tatverdächtigen Alkoholeinfluss bei der Tatbegehung festgestellt. Fast drei von zehn (29,7%, 2004: 28,6%) aufgeklärte Gewaltdelikte wurden von Tatverdächtigen unter Alkoholeinfluss begangen. (Quelle: Polizeiliche Kriminalstatistik des BKA, Berichtsjahr 2005), siehe auch Anhang ‚Tabelle 1'

Trotz einer Einigkeit über einen Zusammenhang zwischen Alkoholmissbrauch und Gewalt, gehen die Meinungen der Fachleute im Hinblick auf die Frage, *warum* Alkohol sooft mit Gewalt in Beziehung steht, auseinander.

Der entscheidende Unterschied der verschiedenen Richtungen, in denen sich die Theorien, die diesen Zusammenhang erklären sollen, ansiedeln, liegt darin, „dass die Alkoholisierung des Täters zum einen als *ursächlich* für die Gewaltanwendung und zum anderen als einer von vielen *begünstigenden Faktoren* für die Auslösung eines gewalttätigen Verhaltens bewertet wird" (Daphne 2000, S.22).

Die (gesunde) Entwicklung eines in einem gewalttätigen Alkoholikerhaushalt aufwachsenden Kindes ist erheblich eingeschränkt bis unmöglich. Ein emotionales Trauma und/oder Verhaltensauffälligkeiten begleiten sie oft ein Leben lang. Auch ist die Wahrscheinlichkeit bzw. das Risiko groß, „selbst als Erwachsene Opfer oder Täter zu werden" (Rosenberg 1987).

Körperliche Verletzungen wie Schwellungen, Prellungen und Knochenbrüche sind häufige Erscheinungsbilder misshandelter Kinder und im schlimmsten Fall hat eine Gewalteinwirkung den Tod des Kindes zufolge.

Neben den kurzfristigen sind auch Langzeitfolgen (z.B. Drogenmissbrauch) nicht unwahrscheinlich. Hierzu belegte eine Meta-Analyse mehrerer Studien (Barnett, Miller-Perrin und Perrin 1997), dass Drogenabhängige bedeutend häufiger Gewalterfahrungen im Kindesalter gemacht hatten als Erwachsene ohne Drogenkarriere.

### 3.2.2 Vernachlässigung

Vor allem bei Säuglingen und Kleinkindern kann sich unter Umständen schnell eine lebensbedrohliche Situation infolge von Vernachlässigung einstellen:

Existenzielle Grundbedürfnisse, zu denen regelmäßige Nahrungsgabe- bzw. –aufnahme, Schlafen, Bewegung und Hygiene zählen, sind oft nicht hinreichend gewährleistet. Die Kinder verkümmern in körperlicher Hinsicht.

Doch auch auf emotionaler Ebene kann Vernachlässigung schwere Entwicklungs-defizite bedingen. Ansprache und Anregung, also die Beschäftigung mit dem Kind, sind daher von lebenswichtiger Relevanz (vgl. Quast 2006, S.104).

Kinder trinkender Eltern(teile) sind oft Situationen extremen Ausmaßes ausgesetzt (vgl. Quast 2006, S.105):

- Ständige Sorge und Angst um das Wohl der Eltern und die häusliche Situation (Geschwister) stellen sich ein
- Ein unsicherer Familienzusammenhalt, elterliche/familiäre Konflikte (Eheprobleme, Streitigkeiten) und Trennungen, bringen die Kinder in Loyalitätskonflikte und sind nicht kontrollierbar.
- Kinder verschweigen das „Familiengeheimnis" bzw. müssen es verschweigen. Das Tabuthema „Sucht" wird so zum Nährboden für Verunsicherung, Schamgefühle und soziale Isolation.
- Kinder müssen Aufgaben der Eltern übernehmen und „erwachsenes" Verhalten wird von ihnen verlangt wird;
- Kinder hegen Schuldgefühle, wenn sie Verantwortung für das elterliche Suchtverhalten übernehmen (müssen);
- Kinder verdrängen häufig von den Eltern missachtete Gefühle von Angst, Trauer, Wut, Scham und Schuld.

### 3.3 Folgen im außerfamiliären Bereich

Das Fehlen einer Beständigkeit in der Erziehung und eine ständige Angst und Ungewissheit in der Auslegung von Reaktionen und Verhaltensweisen verhindert, dass das Kind Vertrauen zu seinen Mitmenschen aufbauen kann.

Betroffene (heranwachsende) Kinder schämen sich ihres „verkorksten" Elternhauses und sehen davon ab, Freunde zu sich nach Hause einzuladen. Im Gegenteil. Sie beschränken sich auf die Familie, fühlen sich durch ihre Umwelt oft unverstanden und für ihre Familie verantwortlich.

Bei den schulischen Leistungen betroffener Kinder sind unauffällige Leistungen eher selten. Vielmehr läuft der schulische Werdegang zumeist ins Extreme:

Weit gesät ist das Bild des sozial auffälligen Schülers, dessen Verhaltensstörungen den Tagesablauf bestimmen und eine konzentrierte Mitarbeit im Unterricht unmöglich machen. Statt der von den Lehrkräften monierten Faul- oder Dummheit ist dafür aber meist die Überforderung des Kindes mit der heimischen Konstellation/Situation als Ursache zu nennen.

Im krassen Gegensatz dazu nutzen viele Kinder die Schule aber auch, um sich unabhängig von ihrer Familie zu verwirklichen und „erbringen ungeahnte schulische Höchstleistungen" (Mamood 2001, S. 6f),

## 3.4 Psychische Folgeschäden und Verhaltensstörungen (Mamood 2001, S.9)

- Nachlassende Schulleistungen
- Emotionale Labilität
- Tendenzen zu unangemessenem Sozialverhalten, z.B. übersteigerte oder unterschwellige Aggressionen
- Überanpassung
- Stottern
- Bettnässen
- Einkoten
- Nervöse Schlafstörungen
- Nägelbeissen
- Hospitalismus
- Zukunftsunsicherheit
- Selbstunsicherheit, geringes Selbstwertgefühl
- Unsicherheiten in der Beziehung
- Soziale Isolation, Abbruch von Sozialkontakten
- Große Schamgefühle (insbesondere bei sexueller Misshandlung)
- Störungen im Sozialverhalten
- Ausagieren der Schwierigkeiten durch Verhaltensauffälligkeiten
- Kriminelles Ausagieren (Delinquenz, Heimkarriere)
- Depressionen, Angstsymptome

## 3.5 Co-Verhalten

Erwachsene Kinder aus Alkoholikerfamilien neigen dazu, im weiteren Lebensverlauf eigene Suchtmuster auszubilden oder unbewusst einen Partner mit Suchtproblem zu wählen. „In dieser Beziehung zeigen sie dann ein ähnliches Rollenverhalten, wie sie es bereits als Kinder getan haben" (Quast 2006, S. 107)). Familienangehörige und andere Personen (auch Professionelle!) stabilisieren ungewollt das Suchtmuster, indem sie den oder die Trinkenden nicht mit den Auswirkungen seines Tuns konfrontieren, sondern ihn davor schützen oder ihn kompensatorisch unterstützen.

Diese Verhaltensweisen, die man auch unter dem Begriff „Co-Verhalten" zusammenfasst, können dazu beitragen, dass man dem Trinkenden gegenüber entschuldigend gegenübertritt, den Alkoholismus als Krankheit behandelt.
Die fachliche Position der Suchtkrankenhilfe steht diesem jedoch argwöhnisch gegenüber. Um den Ausstieg aus der Sucht vollbringen zu können, sollten, so Quast, „suchtkranke Menschen mit den Auswirkungen ihrer Abhängigkeit konfrontiert werden […]. Da aber andererseits auch der Helfende einen „Gewinn" durch sein Tun hat, indem er das Gefühl hat, gebraucht zu werden, ist eine Veränderung dieses unheilvollen Zusammenspiels oft schwierig." (Quast 2006, S. 107f).

**Fazit**

Wie mit dem Heranziehen der Daten des Bundes-Gesundheitssurveys veranschaulicht werden konnte, ist der Konsum von Alkohol in der heutigen Zeit allgegenwärtig. Wie aufgezeigt, verändert er sich mit dem Lebenslauf.

Warum Alkohol das „zweigesichtige Molekül" (Edwards, 2000) genannt wird, wird schnell klar, denn die lockernde, gesellschafts- und gemütlichkeitsfördernde Wirkung steht im Widerstreit mit den schädlichen Alkoholeffekten, zu denen die toxische Wirkung, die Berauschung und die Alkoholabhängigkeit zählt. Alkohol als Droge wird verharmlost.

Kinder alkoholtrinkender Mütter können in zweierlei Hinsicht Schaden nehmen. Zum einen ist während der Schwangerschaft das Risiko einer Fehlbildung- bzw. Entwicklung signifikant höher (Stichwort FAS), zum anderen kommt es oftmals zu gewalttätigen Übergriffen, Misshandlungen und Vernachlässigungen in der Jugend des Kindes. Andererseits wird den Kindern schnell eine aktive, altersunangemessene Rolle zuteil, die die Persönlichkeitsentwicklung in hohem Maße beeinflusst und nicht selten über ein Co-Verhalten in einen Teufelskreis führt.

*Literatur*

**Babor, T. et al.:** Alkohol – Kein gewöhnliches Konsumgut. Forschung und Alkoholpolitik, Göttingen 2005 (Titel der OA: Babor et al.: Alcohol: No Ordinary Commodity. Research and Public Policy, New York 2003)

**Burger, M.; Mensink, Dr. G.:** Bundes-Gesundheitssurvey: Alkohol; aus der Reihe ‚Beiträge zur Gesundheitsberichterstattung des Bundes', Robert-Koch-Institut, Berlin 2003 (Online-Fassung, siehe *http://www.rki.de/nn_226044/DE/Content/GBE/Gesundheitsberichterstattung/GBEDow nloadsB/alkohol,templateId=raw,property=publicationFile.pdf/alkohol*

**Daphne/ITF-Nord (Hrsg.):** Familiäre Gewalt und Alkohol. Eine Einführung in die Thematik und Empfehlungen für die Praxis (Online-Fassung, siehe *http://www.ift-nord.de/ift/neu-ift/projtxt/daphne/material/daphne_de.pdf#search=%22alkohol%20gewalt%22*

**Mamood, B.:** Kinder aus Alkoholikerfamilien, Hamburg 2001

**Nikles et. Al.:** Jugendschutzrecht, 2. Auflage, Darmstadt 2005

**Quast, A.:** Empfehlungen für die Arbeit mit alkoholbelasteten Familien; in: Hinze K.: Jost, A. (Hrsg.): Kindeswohl in alkoholbelasteten Familien als Aufgabe der Jugendhilfe, Freiburg 2006, S.103-110

**Ausgewählte Abbildungen zum Alkoholkonsum in der BRD (vgl. Burger 2003/BGS 98)**

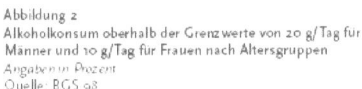

Abbildung 2
Alkoholkonsum oberhalb der Grenzwerte von 20 g/Tag für
Männer und 10 g/Tag für Frauen nach Altersgruppen
Angaben in Prozent
Quelle: BGS 98

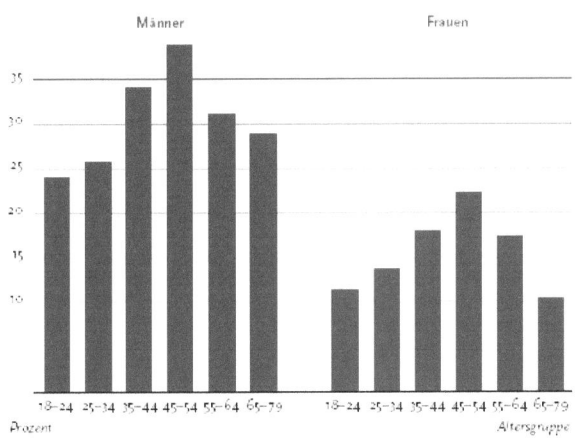

Abbildung 3
Alkoholkonsum nach sozioökonomischem Status
Anteile in Prozent
Quelle: BGS 98

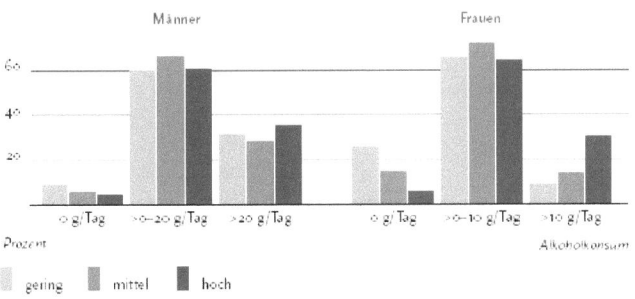

Abbildung 4
Alkoholkonsum nach Rauchverhalten
*Angaben in Prozent*
Quelle: BGS 98

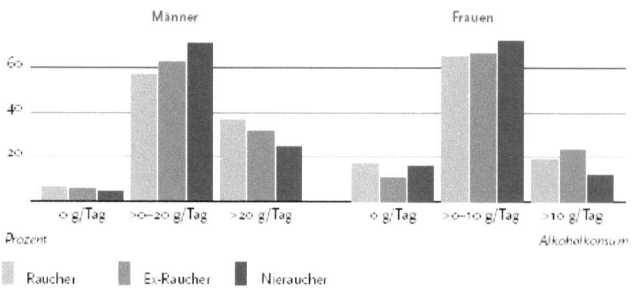

Abbildung 5
Alkoholkonsum nach Body Mass Index (BMI)
*Angaben in Prozent*
Quelle: BGS 98

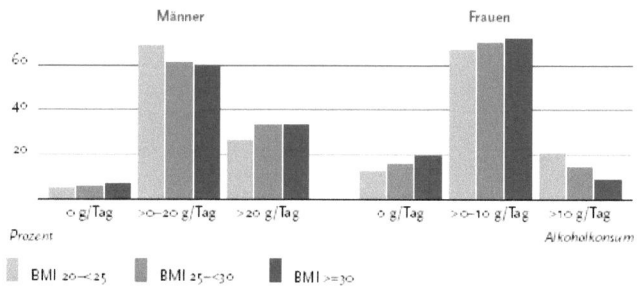

## Tabelle 1: Aufgeklärte Fälle unter „Alkoholeinfluss"

| Schlüs- sel | Straftaten(gruppen) | aufgekl. Fälle insgesamt 2005 | darunter: aufgeklärte Fälle verübt unter Alkoholeinfluss 2005 | in % | 2004 in % |
|---|---|---|---|---|---|
| 6210 | Widerstand gegen die Staatsgewalt | 25 310 | 15 889 | 62.8 | 61.1 |
| 6745 | Zerstörung wichtiger Arbeitsmittel | 259 | 151 | 58.3 | 57.4 |
| 8920 | Gewaltkriminalität | 160 204 | 47 565 | 29.7 | 28.6 |
| 2150 | -Zechanschlussraub | 93 | 54 | 58.1 | 60.6 |
| 0200 | -Totschlag | 1 534 | 606 | 39.5 | 40.0 |
| 2210 | -Körperverletzung mit tödlichem Ausgang | 154 | 52 | 33.8 | 34.5 |
| 2220 | -Gefährliche und schwere Körperverletzung | 122 878 | 40 457 | 32.9 | 32.0 |
| 1110 | - Vergewaltigung und sexuelle Nötigung §§ 177 Abs. 2, 3 und 4, 178 StGB | 6 806 | 1 966 | 28.9 | 27.6 |
| 2141 | -Beraubung von Taxifahrern | 122 | 32 | 26.2 | 28.8 |
| 0110 | -Mord i.Z.m. Raubdelikten | 45 | 9 | 20.0 | 29.8 |

Quelle: PKS des BKA Wiesbaden,
Berichtsjahr 2005

Internet-Tipps:

- *http://www.alkohol-lexikon.de/gesetze.shtml* - Gesetze im Zusammenhang mit und Verbote von Alkohol (Seite)

- *www.fasworld.de* – Informationen zu FAS, FAS-Betreuung usw.